BEI GRIN MACHT SICH IHR WISSEN BEZAHLT

Pflegekammer Baden-Württemberg

Auswirkungen auf die Professionalisierung der Pflegenden

Martina Muschel

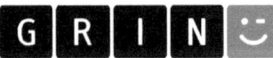

Bibliografische Information der Deutschen Nationalbibliothek:

Die Deutsche Nationalbibliothek verzeichnet diese Publikation in der Deutschen Nationalbibliografie; detaillierte bibliografische Daten sind im Internet über http://dnb.d-nb.de abrufbar.

ISBN: 9783346563996
Dieses Buch ist auch als E-Book erhältlich.

Druck und Bindung: Books on Demand GmbH, Norderstedt Germany
Gedruckt auf säurefreiem Papier aus verantwortungsvollen Quellen

Das vorliegende Werk wurde sorgfältig erarbeitet. Dennoch übernehmen Autoren und Verlag für die Richtigkeit von Angaben, Hinweisen, Links und Ratschlägen sowie eventuelle Druckfehler keine Haftung.

Das Buch bei GRIN: https://www.grin.com/document/1161758

Hamburger Fern-Hochschule

Studiengang Berufspädagogik
für Gesundheits- und Sozialberufe (B.A.)

Studienzentrum: München

Auswirkungen einer Pflegekammer in Baden- Württemberg auf die
Professionalisierung des Pflegeberufes und der dort Pflegenden

Modul: Professionelle Verantwortlichkeit und gesellschaftlicher Rahmen in der
Pflege (PVR)

Frühjahrssemester 2021

von

Martina Muschel

Abgabedatum: 14.08.2021

Inhaltsverzeichnis

Abkürzungsverzeichnis

AOK	Allgemeine Ortskrankenkasse
BLGS	Bundesverband Lehrende Gesundheits- und Sozialberufe
BpA	Bundesverband privater Anbieter sozialer Dienste
DBfK	Deutscher Berufsverband für Pflegeberufe
DGB	Deutscher Gewerkschaftsbund
DPR	Deutscher Pflegerat
Dr.	Doktor*in
HBKG	Heilberufe- Kammergesetz
Prof.	Professor*in
VdPB	Vereinigung der Pflegenden in Bayern
Ver.di	Vereinte Dienstleistungsgewerkschaft

Einleitung

Die aktuelle Corona- Pandemie hat eine Berufsgruppe in den Fokus gerückt wie kaum eine andere: Die der professionell Pflegenden. Die Bilder und Berichte über Intensivstationen, in denen Schwerstkranke mithilfe einer professionellen pflegerischen Maximalversorgung behandelt wurden, weckten in Gesellschaft und Politik ein Bewusstsein dafür, dass „pflegen" eben nicht jeder Laie kann. Professionelle Pflege braucht vielmehr Mitarbeitende, die diesen hohen Ansprüchen gerecht werden. Die Leiterin des Instituts für Pflegewissenschaft Bielefeld, Prof. Dr. D. Schaeffer benannte bereits 2011 mit gesellschaftlichen Veränderungen wie dem demografischen Wandel oder der Zunahme chronischer Krankheiten Gründe für die Notwendigkeit einer Professionalisierung des Pflegeberufes. (Schaeffer, 2011, S.30) Ansätze für diese Professionalisierung sind mittlerweile erfolgt durch die Akademisierung des Pflegeberufes und die 2020 eingeführte generalistische Ausbildung. Ein weiterer Weg könnte eine Organisation des Berufsstandes in eine Berufskammer sein. Im Bundesland Baden- Württemberg wurde die Einführung einer Pflegekammer 2019 beschlossen, aktuell liegen die Pläne zur Umsetzung allerdings auf Eis. (Staeck, 2020, S.1) Die Forschungsfrage dieser Arbeit lautet daher: Welche Auswirkungen kann eine Pflegekammer in Baden- Württemberg auf die Professionalisierung des Pflegeberufes und der dort Pflegenden haben? Zur Bearbeitung dieser Frage stellen sich folgende Leitfragen: Wie sind die Begriffe Beruf und

Professionalisierung definiert? Wie sind andere Bundesländer bezüglich einer Landespflegekammer aufgestellt? Wo steht die Pflegekammer Baden-Württemberg? Was gehört in den Aufgabenbereich einer Pflegekammer, was nicht? Mit der Klärung dieser Fragen möchte die Autorin aufzeigen, inwiefern eine Pflegekammer zur Professionalisierung des Pflegeberufes in Baden- Württemberg beitragen kann.

1 Beruf und Profession

Zunächst werden an dieser Stelle die Begriffe Beruf und Profession definiert. In Dorschs Lexikon der Psychologie wird ein Beruf als eine durch Tradition geprägte und von der Gesellschaft legalisierte und organisierte Dauerform der menschlichen Arbeit beschrieben, durch die gegen Entlohnung bestimmte Bedürfnisse befriedigt würden. (Wirtz, 2014, S. 274) In R. Arnolds, S. Noldas und E. Nuissls Wörterbuch Erwachsenenbildung stehen die Begriffe Professionalität und Professionalisierung für unterschiedliche Phasen der Institutionalisierung und Verwissenschaftlichung der beruflichen Weiterbildung. Professionalität stütze sich auf wissenschaftliches Grundlagenwissen, das durch Erfahrung ausgewertet werde. Gemeint sei ein differenzierter Umgang mit Forschungsbefunden, die Nutzung von Handlungsinstrumenten, die Deutung von Handlungssituationen sowie ein flexibles vernetztes Handeln. (Gieseke, 2010, S.243 f.)

1.1 Historische Entwicklung der Pflege zum Beruf

Laut C. Drude, dem Vorsitzenden des Bundesverbands Lehrende Gesundheits- und Sozialberufe BLGS, entwickelte sich die Pflege hilfsbedürftiger und kranker Menschen parallel zur Heilkunde. Im Unterschied zu den Heilberufen formierten die frühen Pflegedienstleistenden jedoch keine eigenständige Profession. Die Versorgung Pflegebedürftiger blieb so über lange Zeit „ein Betätigungsfeld für Laien oder Menschen, die sich in erster Linie über moralisch bzw. ethisch begründete Motive definierten." (Drude, 2017, S. 9) Im Mittelalter noch als Last betrachtet, die im Auftrag der Nächstenliebe oder des Dienstes am Menschen von Ordensschwestern durchgeführt wurde, entwickelte sich der Pflegeberuf laut Drude erst in der Neuzeit. Im 19. Jahrhundert setzten Krankenschwestern wie Florence Nightingale und in Deutschland besonders Agnes Karll wesentliche Impulse für die Entstehung der eigenständigen Berufe in der Pflege. Auch die Entstehung gesetzlicher Grundlagen für Pflegeberufe habe sich laut Drude über fast 100 Jahre hingezogen. (Drude, 2017, S.10 f.) Das aktuelle Pflegeberufegesetz löste 2020 das Krankenpflegegesetz und das Altenpflegegesetz ab und führt die bisher getrennten Ausbildungen der Kranken- Alten- und Kinderkrankenpflege in einer generalistischen Ausbildung zur Pflegefachfrau/zum Pflegefachmann zusammen.

1.2 Professionalisierung des Pflegeberufes

Nach Ansicht der Moraltheologin Prof. Dr. C. Giese und des Vorsitzenden der Gesellschaft für Ethik in der Medizin Dr. F. Heubel werde Pflege unter der Dominanz einer technisch- ökonomisch verstandenen Medizin zu etwas scheinbar Unwichtigem. Damit sei aber ein wesentliches Element der menschlichen Krankenversorgung bedroht. Genau deshalb werde um die Aufwertung der Pflege als Berufsstand innerhalb des Gesundheitswesens gerungen. Dabei liege ein Rückgriff auf das Konzept der Professionalisierung nahe, da es eine bestimmte Art von Beruf mit öffentlicher Verantwortung verbinde. Das Konzept der Profession werde für die Pflege in Anspruch genommen oder ihr eben abgesprochen, um berufliche Autonomierechte oder politische Mitsprache- oder Selbstverwaltungsrechte zu fördern oder aber zu verweigern. (Giese & Heubel, 2015, S. 35) Schaeffer benennt als Auslöser für die Professionalisierung der Pflege gesellschaftliche Veränderungen wie beispielsweise den demografischen Wandel. Diese Veränderungen und die damit einhergehende steigende Zahl an pflegebedürftigen Menschen verlangten laut Schaeffer nach einem multiprofessionellen Problemzugriff und ebensolchen Versorgungskonzepten. Hierzu brauche es neue Aufgabenverteilungen sowie wissenschaftlich fundierte Interventions- und Versorgungskonzepte. Als Merkmale professionellen Handelns identifiziert Schaeffer für die professionellen Dienstleistungsberufe drei Ansatzpunkte:

1.) Professionen seien akademische Berufe, die über einen besonderen gesellschaftlichen Status verfügten und deren Handeln auf hoher Fachkompetenz und qualifiziertem wissenschaftlichen Wissen basierten, also evidenzbasiert seien. Die Wissensaneignung erfolge an Hochschulen.

2.) Professionen seien bedeutend für die Erhaltung des Wertesystems der Gesellschaft. Professionelles Handeln sei deshalb zentralwertbezogen und gemeinwohlorientiert und folge somit nicht den Geboten der Profitmaximierung.

3.) Professionen verfügten über ein hohes Maß an Autonomie. Sie seien eigenständig organisiert und unabhängig von staatlichen Instanzen und vom Markt. Die Kontrolle über die Beurteilung ihrer Leistungen sowie über die Standards ihrer Berufsausübung obliege ihnen selbst. (Schaeffer, 2011, S.30 f.)

„Diese drei Merkmale- Akademisierung der Ausbildung bzw. Basierung auf systematischem wissenschaftlichen Wissen, Zentralwertbezug und Autonomie der

Kontrolle- gelten über alle professionstheoretischen Schulen hinweg als charakteristisch für professionelle Dienstleistungsberufe." (Schaeffer, 2011, S. 31). Die von Giese, Heubel und Schaeffer aufgezeigten Aspekte der Autonomie, der politischen Mitsprache, der Selbstverwaltungsrechte, der Unabhängigkeit von staatlichen Instanzen und Markt und der Kontrolle über eigene Leistungsbeurteilungen könnten durch die Verkammerung des Pflegeberufs organisiert werden.

2 Entwicklung der Landespflegekammern in den Bundesländern

Zur beruflichen Selbstverwaltung in einer Berufskammer benennt die Leiterin des Forschungsbereichs Pflege des Wissenschaftlichen Instituts der Allgemeinen Ortskrankenkassen AOK Dr. A. Schwinger folgende Aspekte: Aufgrund der besonderen Bedürfnisse von Patient*innen seien Berufe im Gesundheitswesen in der Regel reguliert, dies bedeute, deren Qualifikationsanforderungen, die zur Berufsausübung berechtigten, seien vom Gesetzgeber vorgegeben. Das Führen einer Berufsbezeichnung sei somit mit bestimmten vorgegebenen Qualifikationen verbunden. Der Gesetzgeber könne entscheiden, ob er die Regulierung des Berufes selbst ausgestalte und administriere oder ob er dies der regulierten Berufsgruppe übertrage. Im zweiten Fall spreche man von beruflicher Selbstverwaltung, die in Deutschland traditionell in Form von Berufskammern als Körperschaften des öffentlichen Rechts organisiert seien. (Schwinger, 2016, S.111 f.) Für die Pflegemanagerin C. Mast findet so eine Entlastung des Staates statt, der hoheitliche Aufgaben auf die Pflegekammern übertrage. Durch das System des Föderalismus in Deutschland würden die entsprechenden Grundlagen jeweils durch die Landesregierung verabschiedet, weshalb sich einzelne Kammergesetze der Bundesländer unterscheiden könnten. (Mast, 2016, S.27) Im Positionspapier des Deutschen Berufsverbandes für Pflegeberufe DBfK wird aufgeführt, dass die Gründung einer Pflegekammer nur auf Länderebene möglich sei. (DBfK, 2017) Die Entwicklungen der einzelnen Länder verlaufen diesbezüglich unterschiedlich, wie eine Bestandsaufnahme der AOK im Mai 2021 aufzeigt. Dem Bericht zufolge nahm 2016 die erste Landespflegekammer in Rheinland- Pfalz ihre Arbeit auf. Es folgten die Pflegekammern in Niedersachsen und Schleswig- Holstein, deren Auflösungen im Frühjahr 2021 durch die jeweiligen Landesregierungen beschlossen wurden. In Baden- Württemberg und Nordrhein- Westfalen stehen die Errichtungen der Landespflegekammern laut des Berichts des AOK- Verlags kurz bevor, das entsprechende Gesetz wurde in Nordrhein- Westfalen 2020 verabschiedet. In Bayern sind die Pflegefachkräfte seit 2017 in der Vereinigung der Pflegenden in Bayern VdPB zusammengeschlossen, deren Mitgliedschaft freiwillig und beitragsfrei erfolgt. In den übrigen Bundesländern sind aus unterschiedlichen Gründen derzeit keine Pflegekammern geplant. So sind die Pflegenden einzelner Bundesländer bereits verpflichtend in Arbeitnehmer*innenkammern organisiert, deren Aufgabenbereiche sich mit denen einer Pflegekammer decken würden. In anderen Bundesländern fanden entweder bisher keine Befragungen unter Pflegenden statt oder entsprechende Befragungen ergaben eine Ablehnung der Kammer. (AOK, 2021) Die detaillierte Übersicht des AOK- Verlags zur Errichtung von Pflegekammern in den einzelnen Bundesländern Stand Mai 2021 ist im Anhang nachzulesen. Informationen zu rechtlichen Grundlagen zur Gründung einer Kammer und zu den Entwicklungen bezüglich einer Bundespflegekammer befinden sich ebenfalls im Anhang.

3   Aktueller Stand der Pflegekammer Baden- Württemberg

Anlässlich des Internationalen Tages der Pflege am 12.Mai 2019 verkündete Baden- Württembergs Minister für Soziales und Integration M. Lucha: „Baden-Württemberg steht kurz vor der Einrichtung einer Pflegekammer, die die Interessen der in den Pflege- und Heilberufen tätigen Menschen vertreten soll." (Pressebericht des Sozialministeriums Baden- Württembergs, 2019) Vorausgegangen war eine repräsentative Befragung der Pflegenden, von denen sich 68 Prozent der Befragten für die Errichtung einer Pflegekammer in Baden- Württemberg aussprachen. 26 Prozent votierten dagegen, sechs Prozent machten keine Angabe. Unter den Auszubildenden lag die Zustimmung bei 72 Prozent. Die erforderliche Rechtsgrundlage sollte in der bis Frühjahr 2021 laufenden Legislaturperiode geschaffen werden. (Lücke, 2020) Im Abschlussbericht der Pflegekräftebefragung in Baden- Württemberg für das dortige Ministerium für Soziales, Gesundheit und Integration sind Informationen zur Methodik, zur Stichprobenziehung, zum Inhalt der Befragungen, zu den Ergebnissen, zur Datenerfassung und zu den befragten Personen öffentlich zugänglich. In 194 Einrichtungen wurden 2.699 Pflegende und Auszubildende befragt. (Kantar Public, 2018) Zur Begleitung des Vorhabens wurde ein Beirat Pflegekammer einberufen mit Vertreter*innen aller relevanten Verbände und Organisationen. Im Herbst 2020 zog Lucha den im Frühjahr 2020 erarbeiteten Gesetzesentwurf für eine Pflegekammer in Baden- Württemberg zurück, die Pläne liegen Stand Juli 2021 nach wie vor auf Eis. In einem Schreiben Luchas an die Fraktionsvorsitzenden der regierenden Parteien begründete er: „Ich halte das Vorhaben nach wie vor für sinnvoll, aber nur, wenn es eine angemessene Phase der Einführung gibt, die eine breite Unterstützung aus Regierung und Parlament erfährt." (Staeck, 2020, S.1) Lucha verwies auch auf die erschwerten Umstände durch die Pandemie. In diesen

Zeiten habe laut Lucha keine Pflegekraft die Zeit, sich mit dem Thema Pflegekammer zu beschäftigen. Lucha ließ auch erkennen, dass es an Rückenwind in der Koalition gefehlt habe. Als Bedenken am Gesetzesentwurf aufgekommen seien, habe Lucha den Beginn der Gründungsphase für die Kammer auf April 2023 verschoben und die Übergangsphase von einem auf zwei Jahre verlängert, eine Errichtung der Kammer sei so erst zum April 2023 geplant. (Staeck, 2020, S.1) Die Vertagung der Kammererrichtung sei laut einem Bericht der ÄrzteZeitung auf ein geteiltes Echo gestoßen: Für den Landesvorsitzenden des Bundesverbands privater Anbieter sozialer Dienste BpA R. Wiesner habe es für die Kammer in der Pflege nie eine echte Mehrheit gegeben und es gäbe wirklich Wichtigeres zu tun. Der Deutsche Pflegerat DPR zeigte sich dagegen entsetzt über den Schritt. Aus Sicht des damaligen DPR- Präsidenten F. Wagner werte die Missachtung der Einbindung der pflegerischen Berufsgruppe in das Selbstverwaltungsprinzip des deutschen Gesundheitssystems den Beruf jeden Tag ab. (Staeck, 2020, S.1)

4 Ziele und Aufgabenbereiche einer Pflegekammer

Die Aufgaben einer Pflegekammer sind laut Schwinger nicht frei definierbar, sondern beschränken sich auf Gebiete, die der Regelungskompetenz der Länder unterliegen. Dies umfasse Aspekte der Berufsausübung, nicht aber der Berufszulassung. (Schwinger, 2019, S.2) In seinem Positionspapier zur Pflegekammer benennt der Landespflegerat drei Kernziele einer Pflegekammer. Mit der Standesvertretung sei gemeint, dass eine Kammer die Interessen des Berufsstandes nach innen und außen vertrete und als Ansprechpartner für die Politik fungiere. Standesförderung bedeute, dass durch die Organisation und Zertifikation von Fort- und Weiterbildungen neues Pflegewissen bei den Pflegenden ankomme und die Pflegequalität gesichert und ausgebaut werde. Mit der Standesaufsicht werde die Einhaltung einer Berufsordnung gewährleistet, die berufswürdiges Verhalten fördere und berufsunwürdiges Verhalten verhindern könne. (Landespflegerat Baden- Württemberg, 2017, S.5) Auf der Homepage des Ministeriums für Soziales, Gesundheit und Integration Baden- Württemberg sind die Aufgaben einer Pflegekammer wie folgt dargestellt:

4.1 Berufsständische Vertretung der Pflege

Als Körperschaft des öffentlichen Rechts setze sich eine Pflegekammer für die beruflichen Angelegenheiten von Pflegefachkräften ein. Dies geschehe in Form der Selbstverwaltung, was bedeute, dass die Belange der Pflegefachkräfte auch von Pflegefachkräften vertreten würden. Pflegekammern seien befugt, hoheitliche

Aufgaben wahrzunehmen und stünden unter Rechtsaufsicht des zuständigen Ministeriums. Folgende Beispiele sind hierzu aufgeführt: Als Standesvertretung des Pflegeberufes wäre eine Pflegekammer Baden- Württemberg an Gesetzgebungsverfahren beteiligt, beispielsweise im Rahmen von Anhörungsverfahren. Des Weiteren könne eine Pflegekammer Fort- und Weiterbildungsverordnungen erlassen. Durch Regelungen zur Teilnahmepflicht, Inhalt oder Umfang bestünde so die Möglichkeit, den Pflegeberuf systematisch qualitativ weiterzuentwickeln.

4.2 Erlass einer Berufsordnung

Das Standesrecht könne durch eine Berufsordnung formuliert werden, in der Rechte und Pflichten der Mitglieder verankert seien. Der Standesvertretung komme hier auch eine Überwachungsfunktion zu, Verstöße gegen die Berufsordnung könnten durch die Kammer geahndet werden.

4.3 Empfehlungen zur Gewährleistung hochwertiger Pflege

Eine Pflegekammer könne entsprechende Empfehlungen erarbeiten und so mit ihrer Expertise zu einer modernen und ganzheitlichen Patient*innenversorgung beitragen.

4.4 Beratung der Mitglieder

Die Mitglieder einer Pflegekammer haben einen Anspruch auf Beratung in ethischen, fachlichen sowie standesrechtlichen Fragen. Die Kammer verfüge zu den pflegerelevanten Aspekten über einen qualifizierten Mitarbeiter*innenstab.

4.5 Registrierung und Erhebung von Daten

Der Gründungsausschuss einer Kammer registriere alle in Baden- Württemberg tätigen Pflegefachkräfte. Nur so sei eine berufsständische Vertretung möglich.

4.6 Zuständigkeiten außerhalb der Kammer

Eine Pflegekammer löse in der Verfassung garantierte oder vertraglich geregelte Strukturen nicht ab, sondern stünde als zusätzliche Organisation zur Verfügung. Berufsverbände oder Gewerkschaften würden nicht durch eine Kammer ersetzt. Das Recht, Tarifverhandlungen zu führen und abzuschließen liege nach wie vor bei den Gewerkschaften. Arbeitsverträge oder Arbeitsbedingungen vor Ort gehörten nicht in den Aufgabenbereich der Pflegekammer. Auch die Ausbildung und das Studium des Pflegeberufes werde nicht über die Kammer geregelt. Die Qualitätsprüfung in den Einrichtungen bleibe in der Hand der Heimleitung oder des

Medizinischen Dienstes der Krankenkassen. (Ministerium für Soziales, Gesundheit und Integration Baden- Württemberg, o.J.)

5 Auswirkungen einer Pflegekammer in Baden- Württemberg auf die Professionalisierung des Pflegeberufes und der dort Pflegenden

Welche Auswirkungen kann eine Pflegekammer in Baden- Württemberg mit Übernahme der aufgeführten Aufgaben auf die Professionalisierung des Pflegeberufes und der dort Pflegenden haben? Für Schwinger geht die Professionalisierung des Pflegeberufes in erster Linie mit dessen Akademisierung einher. Jedoch nicht ausschließlich: „Erst wenn sich ein von anderen Wissenschaften unabhängiger Wissenskanon und ein Selbstverständnis des Mehrwerts der eigenen Tätigkeit entwickelt haben, kann sich auch die für eine Professionalisierung notwendige Autonomie herausbilden. Im letzten Schritt kann dies in Form einer mit staatlichen Befugnissen ausgestatteten Selbstverwaltung des Berufs (also einer Kammer) auch zu einer entsprechenden Organisationsautonomie führen." (Schwinger, 2016, S.112 f.) Im Kontext Selbstverwaltung und Autonomie sieht Schwinger die Pflegekammer also durchaus als wirksames Instrument für die Professionalisierung des Pflegeberufes. Dies gelte aber nicht für eine Professionalisierung im Bereich Ausweitung pflegerischer Tätigkeiten. Hier hätten Kammern keinerlei Regelbefugnis. (Schwinger, 2019, S. 5) Auch Schaeffer erachtet eine Verkammerung des Pflegeberufes als erforderlich zur Herstellung einer organisatorischen und inhaltlichen Autonomie. Es sei wichtig, unabhängig von staatlichen Instanzen zu sein. (Schaeffer, 2011, S.34) Für Giese und Heubel ist pflegerische Professionalität eine permanente kritische Vorgabe an den das Gesundheitswesen organisierenden Gesetzgeber, da sie den Institutionszweck des Gesundheitswesens am meisten und noch vor technischen oder ökonomischen Zwecken repräsentiere. Daher müsse sich die Pflege zeigen und könne dies unter anderem mit einer Pflegekammer. (Giese und Heubel, 2015, S.48) Der Pflegewissenschaftler M. Mayer und die Gesundheitswissenschaftlerin D. Sauter verweisen darauf, dass ein Blick in andere Länder zeige, dass ein höherer Grad an beruflicher Selbstverwaltung mit höherer Einflussnahme in Politik sowie mehr Mitbestimmung auf allen Ebenen der Versorgung verknüpft sei. (Mayer & Sauter, 2021, S. 17) Auch die Autorin sieht in den aufgeführten Aufgaben einer Pflegekammer Chancen auf eine Beschleunigung des Professionalisierungsprozesses des Pflegeberufes. Die Festlegung und Weiterentwicklung fachlicher Standards unter wissenschaftlicher Aufsicht führt aus ihrer Sicht zu einer verbesserten Pflegequalität und einem Schutz vor unsachgemäßer Pflege. Auch die einheitliche verpflichtende Weiterentwicklung aller Kammermitglieder hätte diese Wirkung. Die Schaffung einer Berufsordnung mit ethischen Leitlinien und der Möglichkeit, Verstöße derselben zu sanktionieren erhöhen in den Augen der Autorin die Professionalität und die Identifikation mit dem eigenen Berufsbild. Die Vernetzung aller tätigen Pflegefachkräfte hätte den Vorteil, dass alle mit den gleichen Informationen versorgt und auf den neuesten Stand gebracht werden könnten, was sonst aus unterschiedlichen Gründen nicht in dem Ausmaß erfolgen würde. (vgl. Schwinger, 2016, S. 111)

5.1 Arbeit und Ergebnisse der Landespflegekammer Rheinland- Pfalz

Da gegenwärtig nur die Pflegekammer Rheinland-Pfalz eine mehrjährige Tätigkeit aufweisen kann und sich nicht in der Auflösung befindet, wird deren Arbeit zu der Frage, welche Auswirkungen eine Pflegekammer auf die Professionalisierung des Pflegeberufes und der Pflegenden hat, untersucht. Die Kammer nahm am 01. Januar 2016 ihre Arbeit auf. Die emeritierte Professorin für Pflegewissenschaft Dr. E. Kellnhauser begleitete den Aufbau und resümierte 2018 das bis dahin Erreichte. Großen Raum nehme in der Geschäftsstelle die Beratung der Kammermitglieder ein. Vordergründig gehe es um technische oder berufsfachliche Fragen. Auch gebe es zahlreiche Informationsveranstaltungen und viermal jährlich stattfindende Vertreter*innenversammlungen. Der Geschäftsbereich Kommunikation befasse sich mit der Veröffentlichung innerberuflicher Neuerungen und pflegepolitischen Entwicklungen. Die Vertreter*innenversammlung vertrete die Belange der Kammermitglieder nach außen. Präsident und Vizepräsidentin der Kammer seien betraut mit der Information und Vernetzung mit den Medien, Vertreter*innen der Gesundheitsberufe und anderen Kammern, Politiker*innen und Gewerkschaften. Vorstand und Vertreter*innenversammlung hätten unter anderem die Themen Fort- und Weiterbildung, Finanzen, Satzungsrecht, Öffentlichkeitsarbeit, Berufsordnung, Ethik und Kammerleitbild inne. Die Berufsordnung sieht Kellnhauser als wichtigen Meilenstein. Sie diene den Kammermitgliedern als rechtliche Grundlage für ihre Tätigkeit und böte berufliche Orientierung. In ihr werde Pflege nach internationalen Vorlagen definiert. „Zudem sind in der Berufsordnung die Rechte und Pflichten der Pflegefachpersonen festgeschrieben. Basierend auf der im Heilberufsgesetz und im Pflegeberufereformgesetz aufgeführten vorbehaltenen Berufsaufgaben bedeuten diese das Recht der eigenständigen Versorgung und Betreuung pflegebedürftiger Menschen in allen Lebenslagen unter Einhaltung ethischer Grundsätze." (Kellnhauser, 2018, S.36) Pflichten der Kammermitglieder seien regelmäßige Fortbildung, die Sicherung der Pflegequalität, die Dokumentations- und die Schweigepflicht. Als offizielles Organ der Landespflegekammer Rheinland- Pfalz werde das Magazin „Pflegekammer" zweimonatlich an alle Mitglieder versandt, denn es sei der Führungsebene der Kammer „ein vordringliches Anliegen, dass alle Kammermitglieder über die berufsbezogenen Vorgänge, Veränderungen und Entwicklungen zeitnah informiert sind." (Kellnhauser, 2018, S. 36) Auch über die eigene Website und E-Mail- Newsletter erhielten die Mitglieder relevante Informationen. Zudem bestehe für alle Mitglieder eine Dauereinladung für deren Teilnahme in Ausschüssen und Arbeitsgruppen. Kellnhauser bezeichnet den Betrieb der Pflegekammer Rheinland- Pfalz als erfolgreiches und tragfähiges operatives Fundament für die kollegiale Selbstverwaltung. Kammermitglieder hätten eine Anlaufstelle, um sich von erfahrenen Berufskolleg*innen kompetent beraten und unterstützen zu lassen. (Kellnhauser, 2018, S. 32 ff) Werden die Aufgaben einer Pflegekammer so umgesetzt wie von Kellnhauser in Rheinland- Pfalz beschrieben, hat dies nach Ansicht der Autorin positive Auswirkungen auf die Professionalität des Pflegeberufes und der Pflegenden.

5.2 Scheitern einer Pflegekammer am Beispiel Schleswig- Holstein

Um erfolgreich arbeiten zu können wie in Rheinland- Pfalz braucht eine Pflegekammer allerdings bestimmte Voraussetzungen. Eine davon ist die Erwünschtheit seitens der im Land regierenden Parteien. Diese war in Rheinland- Pfalz gegeben. In Schleswig- Holstein wurde die Pflegekammer 2015 durch die damals regierende Koalition auf den Weg gebracht. Der Journalist S. Lücke zeigt auf, dass der Regierungswechsel 2017 zu einer Ablehnung der Kammer in der Regierung führte. Die Kammer habe zwar 2018 ihre Arbeit aufgenommen, 2019 habe der Landtag aber eine Abstimmung unter den Mitgliedern verlangt, in der sich 91,77 Prozent der teilnehmenden Mitglieder gegen den Fortbestand der Kammer aussprachen und sich damit für deren Auflösung entschieden. (Lücke, 2021, S.24) Während in Rheinland- Pfalz eine Anschubfinanzierung durch die Regierung bewilligt wurde, gewährte die Landesregierung in Schleswig- Holstein diese erst nachträglich und verknüpfte sie mit oben genanntem Mitgliedervotum über den Fortbestand der Kammer. Die zunächst fehlende Anschubfinanzierung führte nach Ansicht von Mayer und Sauter dazu, dass für die Registrierung der etwa 25.000 Pflegefachpersonen Gebühren erhoben werden mussten und das Erste, was die Pflegenden von der neuen Kammer mitbekommen hätten die Pflichtregistrierung und die Ankündigung von Gebühren gewesen seien. (Mayer & Sauter, 2021, S.17) Laut der Präsidentin der Pflegekammer Schleswig- Holstein P. Drube sei es der Kammer untersagt worden, in der Umfrage differenzierte Fragen zu stellen, es habe nur die beiden Abstimmungsmöglichkeiten gegeben, die Kammer aufzulösen oder sie unter Beibehaltung von Pflichtmitgliedschaft und Pflichtbeiträgen fortzuführen. Im Zuge der Landtagswahl sei die Kammer nach Drubes Ansicht zum politischen Spielball geworden und habe sich wiederholt gegen Legitimitätsdiskussionen behaupten müssen. (Lücke, 2021, S.23)

6 Fazit

Die Autorin kommt zu dem Schluss, dass sich eine Pflegekammer in Baden-Württemberg positiv auf die Professionalisierung des Pflegeberufes und der dort Pflegenden auswirken würde. Kellnhauser sah bereits 1994 in ihrer Dissertation die Berufsorganisation und (Handlungs-) Autonomie als einen Kernpunkt der Professionalisierung. (Kellnhauser, 1994, S. 44) Diese kann nach Ansicht der Autorin mit den in Kapitel 4 beschriebenen Aufgabengebieten einer Pflegekammer erreicht werden. Doch sieht man an den aufgeführten Beispielen in Rheinland-Pfalz und Schleswig- Holstein, dass sich eine Pflegekammer nur dann positiv auf die Professionalisierung des Pflegeberufes auswirken kann, wenn sie von deren Mitgliedern befürwortet wird. Ist dies nicht der Fall, stehen Aspekte wie Pflichtmitgliedschaft oder Pflichtbeiträge im Fokus und rücken die Kammerkernziele Standesvertretung, Standesförderung und Standesaufsicht in den Hintergrund. Hier ist nach Einschätzung der Autorin die Landesregierung in Baden- Württemberg gefordert, um beispielsweise mit einer Anschubfinanzierung eine reibungslose Registrierung der Mitglieder zu finanzieren. Auch wenn es aktuell in Zeiten der Pandemie nicht einfach für Pflegefachkräfte erscheinen mag, Zeit für eine ausführliche Informationssammlung zur Thematik Pflegekammer zu finden, erachtet die Autorin es als wichtig, sich mit den Argumenten von Kammerbefürworter*innen und Kammergegner*innen auseinanderzusetzten. Befürwortet wird eine Pflegekammer Baden- Württemberg unter anderem vom DBfK oder dem DPR, die die Bedeutung einer beruflichen Autonomie und Selbstverwaltung und die politische Interessenvertretung hervorheben. (DBfK, 2017 & DPR, 2021) Die Vereinte Dienstleistungsgewerkschaft Ver.di, deren gemeinsame Stellungnahme mit dem Deutschen Gewerkschaftsbund DGB im Literaturverzeichnis aufgeführt ist, und der BpA lehnen dagegen eine Pflegekammer für Baden- Württemberg ab. Die Autorin schließt sich nach Ihrer Recherche E. Kellnhauser an, die bereits 1994 schrieb, dass die aus dem Datenmaterial ihrer Dissertation gewonnenen Erkenntnisse zumindest den Schluss zuließen, „daß [sic!] die Funktion einer Kammer […] als eines von mehreren Mitteln zu werten sind, die an der Erfüllung der Bedingungen zur Erreichung eines vollen professionellen Status beteiligt sind und dadurch zur Professionalisierung des Berufes beitragen können." (Kellnhauser, 1994, S. 196)

Literaturverzeichnis

AOK Verlag (2021). 27.05.2021- Errichtung von Pflegekammern in den einzelnen Bundesländern. Verfügbar unter https://www.aok-verlag.info/de/news/Errichtung-von-Pflegekammern-in-den-einzelnen-Bundeslaendern/28/ [19.07.2021]

Deutscher Berufsverband für Pflegeberufe (DBfK) (2017). Positionspapier: Errichtung einer Bundespflegeberufekammer. Verfügbar unter Positionspapier-Errichtung-einer-Bundespflegeberufekammer.pdf (dbfk.de) [07.07.2021]

Deutscher Pflegerat (DPR) (2021). Christine Vogler zur neuen Präsidentin des Deutschen Pflegerats gewählt. Verfügbar unter https://deutscher-pflegerat.de/2021/06/16/christine-vogler-zur-neuen-praesidentin-des-deutschen-pflegerats-gewaehlt/ [23.07.2021]

Drude, C. (2017). Pflege im Wandel der Zeit. In Elsevier (Hrsg.), *Pflegen- Grundlagen und Interventionen* (S.3-12). München: Urban & Fischer

Giese, C. & Heubel, F. (2015). Pflege als Profession. In F. Heubel (Hrsg.), *Professionslogik im Krankenhaus* (S. 35- 49). Frankfurt/ Main: Humanities Online

Gieseke, W. (2010). Professionalität und Professionalisierung. In R. Arnold, S. Nolda, & E. Nuissl (Hrsg.), *Wörterbuch Erwachsenenbildung* (S. 243-244). Bad Heilbrunn: Verlag Julius Klinhardt.

HBKG (1995). Gesetz über das Berufsrecht und die Kammern der Heilberufe (Heilberufe-Kammergesetz) vom 16.03.1995 i. d. F. v. 04.02. 2021, GBL. S. 77 Verfügbar unter Landesrecht BW HBKG | Landesnorm Baden-Württemberg | Gesamtausgabe | Gesetz über das Berufsrecht und die Kammern der Heilberufe (Heilberufe-Kammergesetz - HBKG) in der Fassung vom 16. März 1995 | gültig ab: 24.12.1994 (landesrecht-bw.de) [07.07.2021]

Kellnhauser, E. (1994). *Krankenpflegekammern und Professionalisierung der Pflege: Ein internationaler Vergleich mit Prüfung der Übertragbarkeit auf die Bundesrepublik Deutschland.* (1. Aufl.) Melsungen: Bibliomed, Med. Verl.- Ges.

Kellnhauser, E. (2018). Erfolgreiche Pionierarbeit. *Die Schwester der Pfleger.* 57 (9/18), 32-36

Landespflegerat Baden- Württemberg (2017). Die Pflegekammer. Verfügbar unter http://www.lpr-bw.de/pdf/01_Pflegekammer_LPR_21-03-17.pdf [21.07.2021]

Lücke, S. (2020). Bibliomed Pflege: Sozialminister verschiebt Kammergründung. Verfügbar unter https://www.bibliomed-pflege.de/news/sozialminister-verschiebt-zukunftsprojekt [07.07.2021]

Lücke, S. (2021). Ein Ausdruck absoluter Frustration. *Die Schwester der Pfleger.* 21 (5), 24-27

Mast, C. (2016). *Die Pflegekammer: Eine tragfähige, zukunftsorientierte Institution?* (1.Aufl.) ProQuest Ebook Central. Hamburg: Diplomica Verlag

Mayer, M. & Sauter, D. (2021). Gegen die Selbstbestimmung. *Dr. med. Mabuse.* 46 (251), 16-17

Ministerium für Soziales, Gesundheit und Integration Baden- Württemberg (o.J.). Welche Aufgaben übernimmt eine Pflegekammer? Verfügbar unter https://sozialministerium.baden-wuerttemberg.de/de/gesundheit-pflege/pflege/pflegekammer-in-baden-wuerttemberg/aufgaben-einer-pflegekammer/ [07.07.2021]

Ministerium für Soziales, Gesundheit und Integration Baden- Württemberg (2018). Pflegekräftebefragung in Baden- Württemberg – Abschlussbericht. Verfügbar unter Pflegekammer-Hauptbericht_kantar_24-07-2018.pdf (baden-wuerttemberg.de) [07.07.2021]

Ministerium für Soziales, Gesundheit und Integration Baden- Württemberg (2019). Internationaler Tag der Pflege am 12. Mai. Verfügbar unter https://sozialministerium.baden-wuerttemberg.de/de/service/presse/pressemitteilung/pid/internationaler-tag-der-pflege-am-12-mai-1/ [21.07.2021]

Schaeffer, D. (2011) Professionalisierung der Pflege- Verheißungen und Realität. Verfügbar unter https://doi.org/10.5771/1611-5821-2011-5-6-30 [16.07.2021]

Schwinger, A. (2016). Die Pflegekammer: Eine Interessenvertretung für die Pflege? In K. Jacobs, A. Kuhlmey, S. Greß, J. Klauber & A. Schwinger (Hrsg.). *Pflegereport 2016. Schwerpunkt: Die Pflegenden im Fokus* (S.109-125). Stuttgart: Schattauer verfügbar unter Pflege-Report 2016 (wido.de) [07.07.2021]

Schwinger, A. (2019). Pflegekammer als starke Klammer? *G+G Digital (Gesundheit und Gesellschaft) des AOK- Bundesverbands.* Verfügbar unter https://www.gg-digital.de/2019/03/pflegekammer-als-starke-klammer/index.html [10.07.2021]

Staeck, F. (2020). Baden- Württemberg legt den Plan für eine Pflegekammer auf Eis. *Ärzte Zeitung Online.* Verfügbar unter https://www.aerztezeitung.de/Politik/Baden-Wuerttemberg-legt-den-Plan-fuer-eine-Pflegekammer-auf-Eis-413024.html [07.07.2021]

Vereinte Dienstleistungsgewerkschaft (ver.di) und Deutscher Gewerkschaftsbund (DGB) (2020). Stellungnahme der Vereinten Dienstleistungsgewerkschaft (ver.di) und des Deutschen Gewerkschaftsbunds (DGB) zum Entwurf des Gesetzes zur Errichtung einer Landespflegekammer in Baden- Württemberg. Verfügbar unter https://bw.dgb.de/themen/++co++94d5808c-aed9-11ea-abfd-52540088cada [07.07.2021]

Wirtz, M. A. (Hrsg.) (2014). *Dorsch - Lexikon der Psychologie* (17., überarbeitete Aufl.). Bern: Huber

Anhang

Rechtliche Grundlagen zur Gründung einer Kammer

Gemäß des Sicherstellungsauftrags des Sozialstaatgebots in Deutschland obliegt laut Mast die Verantwortung für die Entwicklung und Gestaltung der Daseinsfürsorge dem Staat. Dieser sei verpflichtet, zum Wohle seiner Bürgerinnen und Bürger zu handeln. Eine grundsätzliche Möglichkeit zur strukturellen Veränderung im Handlungsfeld der Pflege stelle die Übertragung legitimer öffentlich- rechtlicher Aufgaben an die Pflegenden selbst dar. Für die Wirksamkeit dieser Veränderungen brauche es die Schaffung von berufsgesetzlichen Voraussetzungen. Wie Mast in zahlreichen Beispielen darlegt, wurde die verfassungskonforme Zulässigkeit einer Pflegekammer in diversen Entscheidungen des Bundesverfassungsgerichts und des Bundesverwaltungsgerichts bestätigt. (Mast, 2016, S. 16 ff) Als Grundlage für die Errichtung einer Kammer führt Mast das Heilberufegesetz der Landesgesetze auf. Die Kompetenz der Verkammerung der Pflege liege in der Kompetenz der Länder im Rahmen der Berufsausübung. (Mast, 2016, S.27 f.) Im Gesetz über das Berufsrecht und die Kammern der Heilberufe (Heilberufe- Kammergesetz- HBKG) sind für das Bundesland Baden- Württemberg alle Belange der bisher existierenden Heilberufekammern des Landes geregelt. In der aktuellsten verfügbaren Fassung der Gesamtausgabe vom 20.07.2021, der Fassung vom 16. März 1995, ist noch keine Pflegekammer erwähnt. (HBKG, 1995)

Errichtung einer Bundespflegekammer

Bereits 2017 forderte der DBfK in einem Positionspapier die Errichtung einer Bundespflegekammer. Diese habe laut DBfK zwei zentrale Aufgaben zu erfüllen: Zum einen die Harmonisierung der Regularien, die durch die Landespflegekammern erlassen würden, zum anderen die politische Interessenvertretung der Kammermitglieder auf Bundesebene. (DBfK, 2017) Die Landespflegekammern Niedersachsen, Rheinland- Pfalz und Schleswig- Holstein gründeten 2019 gemeinsam mit dem Deutschen Pflegerat die Bundespflegekammer mit der Pflegekammerkonferenz als Beschlussorgan. Sie wurde in der Rechtsform eines nicht eingetragenen Vereins gegründet und soll die Interessen der Pflegefachpersonen auf Bundesebene vertreten (AOK, 2021). Pflegende aus nicht verkammerten Bundesländern und auch die Bayerische VdPB sind aktuell nicht in der Bundespflegekammer vertreten.

Die Errichtung von Pflegekammern in den einzelnen Bundesländern

AOK- Verlag: 27.05.2021 - Errichtung von Pflegekammern in den einzelnen Bundesländern

Bundesebene

Im November 2020 hat die Bundespflegekammer fünf zentrale Forderungen an die Politik formuliert. Mit deren Erfüllung soll der Bedarf an Pflegefachpersonen auch zukünftig gedeckt und eine gute pflegerische Versorgung auf Dauer sichergestellt werden.

Die Forderungen beinhalten den Schutz der Gesundheit des Pflegepersonals und klare Besuchsregelungen, die Verbesserung der Personalausstattung, die Verbesserung der Versorgung im ländlichen Raum, eine angemessene Bezahlung und eine gerechte Finanzierung der Pflege.

Die erste Arbeitssitzung der Mitglieder der Pflegekammerkonferenz, der Arbeitsgemeinschaft der einzelnen Landespflegekammern auf Bundesebene, fand im Juni 2019 statt. Die Landespflegekammern Niedersachsen, Rheinland-Pfalz und Schleswig-Holstein haben mit dem Deutschen Pflegerat (DPR) mit der Pflegekammerkonferenz eine gemeinsame Vertretung in Berlin gegründet: Die Pflegekammerkonferenz (AG der Pflegekammern – Bundespflegekammer) wurde in der Rechtsform eines nicht eingetragenen Vereins gegründet und soll die Interessen der Pflegefachpersonen auf Bundesebene vertreten.

Die Forderung nach Gründung einer Bundespflegekammer waren bereits zum Jahresbeginn 2019 wieder lauter geworden. Dies war u. a. der Tatsache geschuldet, dass zu diesem Zeitpunkt auch in Nordrhein-Westfalen die Gründung einer Pflegekammer ins Auge gefasst wurde.

Bereits am 28. September 2017 hat sich die Gründungskonferenz der Bundespflegekammer konstituiert. Der Beschluss zur Errichtung einer Gründungskonferenz für eine Bundespflegekammer wurde bereits Mitte August 2017 vom Deutschen Pflegerat zusammen mit der Pflegekammer Rheinland-Pfalz gefasst. Getragen werden soll die Bundespflegekammer von den Landespflegekammern. Aufgabe der Bundespflegekammer soll es u. a. sein, eine gemeinsame Interessenvertretung aller professionellen Pflegekräfte zu schaffen und damit zentraler Ansprechpartner der Politik und des Gesetzgebers zu werden. Daneben soll die Bundespflegeammer auch dazu beitragen, dass bald in allen Bundesländern unabhängige Landespflegekammern etabliert werden.

Eine Bundespflegekammer hätte rund 1,3 Millionen Mitglieder. Zum Vergleich: Die Bundesärztekammer hat weniger als 400.000 Mitglieder.

Baden-Württemberg

Nach einer im Frühjahr 2018 durchgeführten Umfrage des baden-württembergischen Sozialministeriums befürworteten rund 68 Prozent der Umfrageteilnehmer die Errichtung einer Pflegekammer. Ein entsprechendes Heilberufe-Kammergesetz als Voraussetzung für die Gründung der Pflegekammer wurde in die Legislaturperiode nach der Landtagswahl im März 2021 verschoben. Ursache für die Verschiebung war wohl Kritik von unterschiedlichen Akteuren.

Weitere Informationen finden Sie auf der Website: www.pflegekammer-bw.info

Bayern

Am 24. Oktober 2017 haben sich bayerische Pflegekräfte offiziell zur "Vereinigung der Pflegenden in Bayern" (VdPB) zusammengeschlossen. Das entsprechende Gesetz ist am 1. Mai 2017 in Kraft getreten. Die VdPB ist eine Körperschaft des öffentlichen Rechts. Die Mitgliedschaft ist freiwillig und beitragsfrei. Auch einjährig qualifizierte Pflegefachhelfer können Mitglied werden. Trägerverbände, und somit die Arbeitgeber, können nicht ordentliche Mitglieder der VdPB werden.

Bereits Mitte Juli 2016 hatte sich das bayerische Kabinett gegen die Einführung einer Pflegekammer und für eine "Vereinigung der bayerischen Pflege" entschieden. Die Mitgliedschaft in dieser Vereinigung sollte im Gegensatz zu einer Mitgliedschaft in einer Pflegekammer freiwillig und beitragsfrei sein. Dieser bayerische Sonderweg ist umstritten.

Das Aus für die Pflegekammer in Bayern hatte zu unterschiedlichsten Reaktionen in der Pflegeszene geführt. Je nach Lager wurden u. a. die im Dezember 2013 veröffentlichten Ergebnisse einer Befragung zur Errichtung einer Pflegekammer in Bayern Für oder Wider eine Pflegekammer angeführt. Die Befragung wurde damals in rund 300 Einrichtungen durchgeführt. Rund 50 Prozent der Befragten hatten sich für eine Pflegekammer und 34 Prozent dagegen ausgesprochen.

Ein Rechtsgutachten hatte im Vorfeld die Gestaltung der Vereinigung als Selbstverwaltungsorgan als "äußerst problematisch" bezeichnet. Ohne Pflichtmitgliedschaft werde eine demokratische Legitimation der Organisation von vornherein verhindert.

Weitere Informationen finden Sie auch auf der Internetseite http://www.stmgp.bayern.de/

Berlin

Im Berliner Abgeordnetenhaus wird das Thema "Errichtung einer Pflegekammer" kontrovers diskutiert. Senatspolitisch ist zurzeit keine Pflegekammer gewollt. Alternativ soll in einem Dialogprozess auf die Verbesserung der Arbeitsbedingungen Pflegender hingearbeitet werden.

Dem Ganzen war zwischen November 2014 und März 2015 eine Umfrage vorausgegangen. In Berlin wurden rund 1.200 Pflegekräfte zu ihrer Meinung bzgl. der Errichtung einer Pflegekammer befragt. Rund 60 Prozent stimmten für die Errichtung einer Pflegekammer und rund 17 Prozent waren dagegen. Dabei war die Zustimmung innerhalb der Berufsgruppen unterschiedlich. Auch die Mehrheit der befragten Auszubildenden sprach sich für eine Pflegekammer aus. Im Nachgang wurde insbesondere kritisiert, dass die Befragung nicht repräsentativ gewesen sei.

Bereits Mitte 2013 hatte der Berliner Senator für Gesundheit und Soziales eine Befragung zur Errichtung einer Pflegekammer in Berlin angekündigt. Der Landespflegerat Berlin/Brandenburg hat diese Entscheidung begrüßt. Allerdings gab es auf Seiten des Arbeitgeberverbandes Pflege Widerstand. Mitte Oktober 2014 startete der Gesundheitssenator mit einer Informationskampagne. Sie sollte die Pflegenden über das Für und Wider einer Pflegekammer unterrichten. Zwischenzeitlich wurden 53 Experteninterviews durchgeführt und im Hinblick auf ihre Hauptargumente analysiert. Diese Informationen dienten als Grundlage für einen Info-Flyer und einen Fragebogen. Weitere Informationen finden Sie im

Internet unter www.allianz-pflegekammer.berlin sowie http://www.fv-pflegekammer-berlin.de/

Brandenburg

In Brandenburg wird es vorerst keine Pflegekammer geben. Im Rahmen einer Befragung von rund 1.700 Pflegenden hatten sich jeweils 30 Prozent für bzw. gegen die Errichtung einer Pflegekammer ausgesprochen. Die restlichen 40 Prozent waren unentschlossen. Aus diesem Grund hat das Sozial- und Gesundheitsministerium zum jetzigen Zeitpunkt darauf verzichtet, eine Empfehlung abzugeben. In der nächsten Legislaturperiode (Landtagswahlen im September 2019) soll das Thema erneut angegangen werden.

Historie: Seit April 2015 gibt es nach dem Vorbild anderer Bundesländer auch in Brandenburg eine Initiative zur Gründung einer Pflegekammer. Auf der Petitionsplattform Change.org wurden Unterschriften gesammelt, um den politischen Prozess zu beschleunigen. Gleichzeitig hatte der Landtag die Landesregierung aufgefordert, eine Informationskampagne zu den Aufgaben einer Pflegekammer durchzuführen. Außerdem sollte mithilfe einer Umfrage geklärt werden, wie die potenziellen Kammermitglieder zu der Errichtung einer Pflegekammer stehen.

Im April 2018 startete dann der "Dialog Pflegekammer" mit einer Info-Kampagne über das Für und Wider einer Pflegekammer gestartet. Von Ende April bis Mitte Oktober 2018 wurde eine Online-Befragung von Pflegekräften durchgeführt. Zusätzlich wurden repräsentativ ausgewählte Pflegekräfte und Auszubildende in einem Telefoninterview zum Thema Pflegekammer befragt. In Brandenburg arbeiten zurzeit rund 54.000 Beschäftigte und Azubis in der Pflege.

Bremen

Die Vollversammlung der Arbeitnehmerkammer Bremen hat sich gegen die Errichtung einer Pflegeberufekammer ausgesprochen. In der Arbeitnehmerkammer sind alle in Bremen Beschäftigte mit Ausnahme der Beamten Mitglied.

Hamburg

Bei einer ersten Befragung im Januar 2014 hatten nur 36 Prozent der Befragten die Errichtung einer Pflegekammer befürwortet. 48 Prozent votierten dagegen. Bisher hat sich die zuständige Behörde für Gesundheit und Verbraucherschutz nicht mehr mit entsprechenden Planungen befasst.

Hessen

Die rund 65.000 Pflegekräfte in Hessen haben im Sommer 2018 in einer Online-Befragung mehrheitlich gegen die Errichtung einer Pflegekammer gestimmt. Insgesamt stimmten rund 43 Prozent für und 51 Prozent gegen eine Pflegekammer. Allerdings beteiligten sich an der Befragung nur rund 7.800 Pflegekräfte. Dies entspricht einer Rücklaufquote von 12 Prozent. Insbesondere unter den Altenpflegefachkräften fand die Pflegekammer wenig Zustimmung. Im Nachgang bemängelten einige Berufsverbände die Befragung als chaotisch, völlig übereilt und ohne ausreichende Informationen im Vorfeld. Bestimmte Arbeitgeberverbände begrüßen das ablehnende Votum in Hessen ausdrücklich.

Mecklenburg-Vorpommern

Das Sozialministerium hatte bereits im Frühjahr 2019 zeitnah eine Prüfung angekündigt, ob eine Landespflegekammer "vor Ort ein Ansprechpartner sein kann, der in diesem Bereich noch fehlt". Bisher gibt es mit Stand März 2021 keine konkrete Initiative der Landesregierung von Mecklenburg-Vorpommern bezüglich der Errichtung einer Pflegekammer.

Bereits im Frühjahr 2014 hatte das Sozialministerium Mecklenburg-Vorpommern eine Studie in Auftrag gegeben, die sich mit dem Thema "Die Situation der Pflegeberufe in Mecklenburg-Vorpommern" befasste. Ein Schwerpunkt der Befragung war, wie die Betroffenen zur Frage der Errichtung einer Pflegekammer stehen. Die ermittelten Zahlen wurden im Rahmen einer Sozialberichterstattung veröffentlicht. 73 Prozent der 854 Befragten sprachen sich für eine Pflegekammer und rund 16 Prozent dagegen aus. Von den Befürwortern einer Pflegekammer wollten allerdings nur rund 62 Prozent dafür Beiträge entrichten. Befürworter fand die Pflegekammer vor allem im Krankenpflegebereich mit rund 92 Prozent.

2016 war durch Befürworter der Pflegekammer eine Petition im Landtag eingereicht worden, um Druck auf die politisch Verantwortlichen auszuüben.

Niedersachsen

Ende April 2021 hat der niedersächsische Landtag die Auflösung der Pflegekammer beschlossen. Die Auflösung soll zum 30. November 2021 erfolgen.

Bis zu diesem Zeitpunkt hat die Pflegekammer noch Zeit um Abwicklungaufgaben, wie zum Beispiel Vertragskündigungen vorzunehmen. Danach erledigt das Land in seiner Funktion als Rechtsnachfolger die noch verbliebenen Aufgaben. Die Regelung von Weiterbildungen wird wieder auf das Land übergehen, das laut Gesetz dazu ermächtigt wird, eine Weiterbildungsordnung zu erlassen.

Die Auflösung erfolgt, weil nach dem im September 2020 veröffentlichten Ergebnis der Online-Befragung 70,6 Prozent der teilnehmenden Pflegekräfte gegen den Fortbestand der Kammer stimmten. Allerdings nahmen von den 78.000 Pflegekräften in Niedersachsen nur 15.100 an der Befragung teil.

Was geschah davor?

Am 8. August 2018 fand die konstituierende Sitzung der Pflegekammer statt. Die Pflegekammer umfasst 31 Sitze. Der Vorstand besteht aus 7 Personen, inklusive Präsidentin und Stellvertreterin. Die Mitgliedschaft in der Pflegekammer ist für die rund 90.000 Pflegefachkräfte (Kranken-, Kinderkranken- und Altenpflege) verbindlich. Das "Gesetz über die Pflegekammer Niedersachsen" vom 14. Dezember 2016 ist am 1. Januar 2017 in Kraft getreten. In der Pflegekammer sind verschiedene Berufsgruppen vertreten. Die 31 Sitze verteilen sich wie folgt: Gesundheits-und Krankenpflege 20 Sitze, Altenpflege 8 Sitze und Gesundheits- und Kinderkrankenpflege 3 Sitze. 224 Kandidaten standen zur Auswahl. Rund 47.000 Pflegende hatten sich für die Wahl registriert. Die Wahlbeteiligung lag bei rund 30 Prozent. Bereits Anfang Mai 2018 wurde ein Geschäftsstellen-Geschäftsführer eingesetzt. Er wird die Entscheidungen der Kammerversammlung umsetzen. Darüber hinaus ist die Geschäftsstelle Anlaufstelle für Mitgliederfragen.

Seit Errichtung der Pflegekammer reißt die Kritik daran nicht ab - neben der vielfach kritisierten Beitragsgestaltung gab es auch personelle Querelen.

Aufgrund der ständigen Kritik hatte das Niedersächsische Sozialministerium im September 2019 mit der Evaluation der Arbeit der Pflegekammer begonnen. Dies sollte zur Versachlichung der grundsätzlichen Diskussion um die Pflegekammer beitragen. Mit der Online-Befragung aller rund 80.000 Mitglieder, die zwar zeitweise wegen Manipulationsvorwürfen und im zweiten Anlauf durch eine Klage gestoppt wurde, sollten die Pflegekräfte das Wort haben und abschließend für oder gegen eine berufsständische Vertretung durch eine Pflegekammer entscheiden. Die Befragung endete am 6. September 2020. Das Ergebnis der Befragung bedingte den Auflösungsprozess der Pflegekammer (s. o.).

Weitere Meilensteine: Am **17. Juni 2019** wurde eine **Ethikkommission** eingerichtet. Sie kann Orientierung geben, wenn die Pflege eines Menschen in Grenzbereiche führt und Sinnhaftigkeit und Nutzen pflegerischer Maßnahmen unterschiedlich bewertet werden. Sie besteht aus neun Mitgliedern und neun stellvertretenden Mitgliedern und ist für die Dauer von fünf Jahren bestellt.

Die Zuständigkeit für die **Weiterbildung** in Pflegefachberufen hat die Pflegekammer zum **1. Januar 2019** vom Land Niedersachsen übernommen.

Rechtsprechung: Am 7. November 2018 hat das Verwaltungsgericht Hannover die Klagen zweier Kammermitglieder abgewiesen, die die Rechtmäßigkeit der Kammermitgliedschaft angefochten hatten. Das niedersächsische Kammergesetz sieht nämlich eine Mitgliedschaft in der Pflegekammer auch dann vor, wenn bei der aktuell ausgeübten Tätigkeit Kenntnisse und Fähigkeiten aus der Berufsausbildung (Kranken-, Kinderkranken- und Altenpflege) eingesetzt werden oder auch nur eingesetzt werden können. Nähere Einzelheiten enthalten die Begründungen zu den Urteilen mit den Aktenzeichen 7 A 5658/17 und 7 A 6876/18. Auch das Oberverwaltungsgericht Niedersachsen hat mit seinem Urteil vom 22. August 2019 (AZ: 8 LC 116/18, 8LC 117/18) den Klagen nicht stattgegeben und darüber hinaus die Revision zum Bundesverwaltungsgericht nicht zugelassen.

Weitere Informationen finden Sie unter: www.pflegekammer-nds.de

Nordrhein-Westfalen

Am 24. Juni 2020 hat der nordrhein-westfälische Landtag das Gesetz zur Errichtung der Pflegekammer Nordrhein-Westfalen verabschiedet. Die Mitglieder für einen Errichtungsausschuss zur Gründung einer Landespflegekammer wurden Ende September 2020 berufen. Der 19-köpfige Ausschuss besteht aus Vertretern von Gewerkschaften, Fachverbänden und Pflegekräften, insbesondere auch Pflegefachpersonen aus der ambulanten und stationären Pflege.

Der Errichtungsausschuss hat die Aufgabe, die Pflegekammer aufzubauen. Dazu gehört u. a. der Aufbau einer Geschäftsstelle und die Erarbeitung der wichtigsten Satzungen. Die Landesregierung stellt für den Aufbau der Pflegekammer insgesamt fünf Millionen Euro zur Verfügung.

Wichtige Aufgaben des Errichtungsausschusses sind die Registrierung der Kammermitglieder und die Vorbereitung der ersten Kammerversammlung im Jahr 2022. Der Errichtungsausschuss nimmt bis zum ersten Zusammentritt der gewählten Kammerversammlung deren Aufgaben und Befugnisse wahr, soweit dies erforderlich ist. Erst die Kammerversammlung wird die Satzungen verabschieden, die unmittelbar die Pflegeprofession betreffen. Dazu gehören beispielsweise der Erlass einer Berufsordnung sowie Fort- und Weiterbildungsordnungen.

Historie: 79 Prozent der im Herbst 2018 befragten rund 1.500 Pflegenden in Nordrhein-Westfalen hatten sich für die Errichtung einer Pflegekammer ausgesprochen.

Von politischer Seite wurde diese Stichprobe scharf kritisiert. Es wurde eine Urabstimmung aller Pflegefachkräfte gefordert, um so auch ein repräsentatives Bild zu erhalten. Die Befragung wurde von einem unabhängigen Institut durchgeführt. In Nordrhein-Westfalen sind voraussichtlich rund 197.000 Pflegekräfte, davon rund 75.000 Personen in der Altenpflege, von der Entscheidung betroffen.

Bereits Ende September 2015 wurden mehr als 42.000 Unterschriften für die Gründung einer Pflegekammer in Nordrhein-Westfalen dem Vorsitzenden des Landtagsausschusses für Gesundheit, Arbeit und Soziales übergeben. Sie waren im Rahmen der Online-Petition "Pflegekammer NRW jetzt!" gesammelt worden. Im Dezember 2016 hatte die CDU-Fraktion im nordrhein-westfälischen Landtag die Errichtung einer Landespflegekammer gefordert.

Ein Entschließungsantrag zur "Stärkung der Interessenvertretung der Pflegeberufe sowie zur Entwicklung eines Handlungskonzeptes für die Errichtung einer Pflegekammer" wurde im Februar 2017 von den Fraktionen von SPD und den Grünen in den Landtag eingebracht. Die Pflegenden sollten im Rahmen einer Urabstimmung an der Entscheidung zur Errichtung einer Pflegeberufekammer beteiligt werden.

Weitere Informationen finden Sie auch unter: www.pflegekammer-nrw.de

Rheinland-Pfalz

Die Pflegekammer ist seit März 2016 arbeitsfähig. Präsident der Pflegekammer ist Herr Dr. Mai, Vizepräsidentin Frau Postel. Im Dezember 2017 hatte die Pflegekammer rund 39.000 registrierte Mitglieder. Davon sind nur 20 Prozent der Altenpflege zuzuordnen. 72 Prozent der Mitglieder kommen aus dem Krankenpflegebereich. Der Vorstand der Vertreterversammlung besteht aus sieben Mitgliedern, die u. a. auch Arbeitsgruppen, beispielsweise zu Themen wie Weiterbildung und Fortbildung, Berufsordnung und Berufsfeldentwicklung, leiten.

Aufgaben der Pflegekammer sind u. a. die Verabschiedung von Satzungen und Verordnungen, die Besetzung von Kammern und Landesausschüssen, die Novellierung der Weiterbildungsordnung sowie der Aufbau einer Schiedsstelle. Die Umsetzung dieser Aufgaben ist bis zum Jahr 2020 vorgesehen und erfolgt durch 116 Maßnahmen.

Im Januar 2018 ist die Weiterbildungsordnung und zum 1. Januar 2020 die Berufsordnung für Pflegefachpersonen in Kraft getreten. Letztere enthält verbindliche Regelungen u. a. zu allgemeinen Berufspflichten, Anforderungen an die Berufsausübung und Fragen zur Qualitätssicherung. Das Themenspektrum ist weit gefächert, so wird z. B. auch auf den Umgang mit sozialen Medien eingegangen.

Historie: Bereits im März 2013 stimmten 76 Prozent der Pflegekräfte, die sich für eine Befragung hatten registrieren lassen, für eine Pflegekammer für Pflegeberufe in Rheinland-Pfalz. Als Körperschaft des öffentlichen Rechts ist die Pflegekammer gesetzlich verankert. Neben einem verstärkten politischen Einfluss, zum Beispiel durch die Mitwirkung bei der Gesetzgebung, werden die professionell Pflegenden dann auch über eine Standesvertretung verfügen, die als gleichwertiger Partner mit anderen medizinischen Berufsgruppen zusammen auftreten kann. Am 3. Juli 2013 fand die konstituierende Sitzung der Gründungskonferenz statt. Die Gründungskonferenz hatte die Aufgabe, die zukünftige Arbeit einer Pflegekammer transparent darzustellen. Außerdem unterstützen ihre Mitglieder die politisch Verantwortlichen bei der Vorbereitung der Pflegekammer. Die Gründungskonferenz arbeitete bis zur Etablierung des Gründungsausschusses der Landespflegekammer. Parallel zur Gründungskonferenz lief das Gesetzgebungsverfahren zur Änderung des Heilberufsgesetzes. Die Änderung wurde am 17. Dezember 2014 vom Landtag beschlossen. Die Pflegekammer wurde in diesem Gesetz verankert und erhielt damit den gleichen Status wie z. B. die Ärztekammer. Nach der Änderung des Heilberufsgesetzes wurde der Gründungsausschuss berufen. Die konstituierende Sitzung des Gründungsausschusses der Pflegekammer fand am 5. Januar 2015 statt.

Nach Beendigung der Wahl zur ersten Landespflegekammer in Deutschland, am 11. Dezember 2015, fand am 25. Januar 2016 die konstituierende Sitzung der Vertreterversammlung der Pflegekammer Rheinland-Pfalz statt. Die Vertreterversammlung der Pflegekammer besteht aus 81 gewählten Vertretern. Im April 2016 wurde dann die Beitragsordnung für die Kammermitglieder beschlossen. Als Grundlage für die Berechnung der Mitgliedsbeiträge dient das Entgelt der Mitglieder aus ihrer pflegerischen Arbeit. Jedes Kammermitglied stuft sich selbst in die entsprechende Beitragsklasse ein. Es gibt sieben Beitragsklassen. Sie sind gestaffelt in "Geringverdiener", "Basisbeitrag" und "Höherverdiener". Der niedrigste Beitrag beläuft sich auf 2,50 Euro monatlich, der höchste auf 25,00 Euro. Pflegefachpersonen nach den Vorgaben des rheinland-pfälzischen Heilberufsgesetzes haben eine Meldepflicht. Sie müssen sich für die Landespflegekammer registrieren lassen. Tun sie dies nicht, droht ihnen ein Ordnungsgeld.

Kritik: Die Errichtung der Pflegekammer und mit ihr die Einführung der "Zwangsmitgliedschaft" wird nicht von allen als unkritisch gesehen. Eine Gruppe von Pflegekräften hatte sogar eine diesbezügliche Verfassungsbeschwerde eingereicht. Neben der Zwangsmitgliedschaft und den Kosten für eine Pflegekammer richtete sich die Kritik auch gegen die Umstände der durchgeführten Urabstimmung. Zwischenzeitlich hat das Bundesverfassungsgericht die Verfassungsbeschwerde abgewiesen.

Rechtsprechung: Im April 2017 hat das Verwaltungsgericht Mainz in seinem Urteil mit dem Aktenzeichen 4 K 438/16.MZ bestätigt, dass die Pflichtmitgliedschaft in einer Pflegekammer rechtmäßig ist. Eine Krankenschwester hatte gegen die Pflichtmitgliedschaft geklagt.

Ein weiterer Rechtsstreit befasst sich mit dem Thema für wen eine Mitgliedschaft in der Pflegekammer verpflichtend ist.

Nach einer Entscheidung des Verwaltungsgerichts Koblenz vom 9. März 2018 (AZ: 5 K 1084/17.KO) ist eine ausgebildete Pflegefachkraft,die in ihrem Beruf keine pflegerischen Tätigkeiten ausübt, nicht Mitglied der Pflegekammer. Für die Pflichtmitgliedschaft reiche es nicht aus, wenn bei der Tätigkeit pflegerische Kenntnisse und Fähigkeiten eine gewisse Rolle spielten. Wegen der grundsätzlichen Bedeutung des Rechtsstreits wurde die Berufung an das Oberverwaltungsgericht Koblenz zugelassen.

Weitere allgemeine Informationen zur Pflegekammer finden Sie unter der Internet-Adresse: www.pflegekammer-rlp.de

Saarland

Seit längerem plädiert der Landespflegerat für die Errichtung einer Pflegekammer im Saarland. Initiiert von der CDU-Fraktion im Saarbrücker Landtag wurde im Juli 2016 angeregt, erneut über die Errichtung einer Landespflegekammer nachzudenken. Bis zu diesem Zeitpunkt war immer bekräftigt worden, dass es in nächster Zeit keine Pflegekammer für die saarländischen Pflegekräfte geben werde. Man wolle zuerst die Erfahrungen mit der Landespflegekammer in Rheinland-Pfalz abwarten.

Im Saarland sind alle Arbeitnehmer zahlende Pflichtmitglieder der Arbeitskammer. Bei der saarländischen Arbeitskammer wurde speziell für den Bereich Pflege ein neues Referat geschaffen. Dessen Aufgaben wären im Großen und Ganzen deckungsgleich mit den Aufgaben einer noch zu schaffenden und u. a. vom Landespflegerat geforderten Pflegekammer. Mit der zusätzlichen Konsequenz, dass Arbeitnehmer in der Pflege dann ggf. doppelt Beitrag zahlen müssten.

Sachsen

In Sachsen ist zurzeit keine Pflegekammer geplant. Aus Sicht des Sozialministeriums ist eine Befragung aus dem Jahr 2011 nicht überzeugend. Seinerzeit hatten sich nur gut 6 Prozent der Pflegekräfte an der Befragung beteiligt. Davon sprach sich allerdings eine Mehrheit von über zwei Drittel für eine Pflegekammer aus.

Sachsen-Anhalt

In Sachsen-Anhalt ist zurzeit keine Pflegekammer geplant.

Schleswig-Holstein

Am 21. Mai 2021 hat der Landtag in Schleswig-Holstein die Auflösung der Pflegekammer beschlossen. Mit knapp 92 Prozent hatten Schleswig-Holsteins hauptberuflich Pflegende im Februar 2021 für die Auflösung der Landespflegekammer gestimmt. Die Wahlbeteiligung war mit knapp drei Viertel recht hoch. Die Pflegekammer erfüllt bis zur endgültigen Entscheidung durch den Landtag ihre Aufgaben weiterhin.

Als zweites Bundesland nach Rheinland-Pfalz hatte Schleswig-Holstein eine Pflegekammer errichtet. Am 21. April 2018 wurde Frau Drube zur ersten Präsidentin der Pflegeberufekammer Schleswig-Holstein gewählt. Die Wahl zur 40-köpfigen Kammerversammlung, davon 11 Personen aus der Altenpflege, war Anfang April 2018 abgeschlossen worden. Die Pflegekammer hat rund 27.000 registrierte Mitglieder.

Anfang 2020 hatte die schleswig-holsteinische Landesregierung für die Pflegekammer 3 Millionen Euro bereit gestellt – verbunden mit einer verpflichtenden Urabstimmung über den Bestand oder die Abschaffung der Pflegekammer im ersten Quartal 2021. Im August 2020 hat das Sozialministerium einem Antrag zur Erweiterung der Anschubfinanzierung um drei Millionen Euro zugestimmt. Für das Jahr 2019 erhebt die Pflegeberufekammer nun keine Mitgliedsbeiträge.

Historie: Seit dem Jahr 2008 ist der Pflegerat Schleswig-Holstein politisch aktiv, um eine Pflegekammer zu errichten. Im Dezember 2012 beschloss der Landtag die rechtlichen Voraussetzungen für eine Errichtung zu schaffen. Zunächst hätte nun ein Errichtungsgesetz zur Kammergründung verabschiedet werden müssen. Allerdings wollte das zuständige Ministerium nun auch eine Umfrage unter den Pflegenden durchführen, um ein repräsentatives Meinungsbild zur Errichtung einer Pflegekammer zu bekommen. Rund 1.170 Pflegekräfte waren im Jahr 2013 von TNS Infratest im Auftrag der Landesregierung um ihre Meinung gebeten worden. Eine knappe Mehrheit, nämlich 51 Prozent, haben sich für eine Pflegekammer ausgesprochen. 24 Prozent hat sie abgelehnt. Die restlichen Befragten hatten sich noch keine Meinung gebildet. Die geplante Einführung einer Pflegekammer hatte am 23. Januar 2014 im Landtag zu heftigen Kontroversen zwischen Regierung und Opposition geführt. So scheiterte der Antrag von CDU/FDP gegen eine Pflegekammer. Die Regierungsparteien lehnten den Antrag ab. Gegner der Pflegekammer kommen vor allem aus dem Lager der Gewerkschaften und Arbeitgeberverbände. So hat zum Beispiel der Bundesverband privater Anbieter sozialer Dienste (bpa) eine eigene Befragung unter seinen Mitglieder zur Einführung einer Pflegekammer durchgeführt. Anfang September 2014 befasste sich das Kabinett erstmals mit dem entsprechenden Errichtungsgesetz. Im Oktober 2014 wurde das Anhörungsverfahren abgeschlossen. Die erste Lesung im Landtag erfolgte am 21. Januar 2015. Der Gesetzentwurf wurde anschließend dem Sozialausschuss zugewiesen, der im Sommer 2015 den entsprechenden Gesetzentwurf beschlossen hat. Am 15. Juli 2015 hatte der Landtag in Schleswig-Holstein der Gründung einer Pflegekammer zugestimmt. Daraufhin hat der Errichtungsausschuss für eine Pflegekammer im Januar 2016 seine Arbeit aufgenommen und seit Mitte August 2016 unterstützt eine Geschäftsstelle die Arbeit des Ausschusses. Zu Irritationen hatte das Wahlprogramm der als Siegerin bei der Landtagswahl hervorgegangenen CDU geführt. Dort war die Abschaffung der Pflegekammer aufgeführt worden. Der Koalitionsvertrag von Mitte Juni 2017 zog ein solches Vorgehen aber nicht mehr in Betracht.

Informationen zur Pflegekammer finden Sie auf der Website www.pflegeberufekammer-sh.de

Thüringen

Das zuständige Ministerium befasst sich zurzeit mit der Suche nach einem geeigneten Verfahren, um den Bedarf für eine Pflegekammer abzufragen. Konkrete Aktivitäten zur Schaffung einer Pflegekammer sind nicht bekannt.

(blr)

AOK Verlag (2021). 27.05.2021- Errichtung von Pflegekammern in den einzelnen Bundesländern. Verfügbar unter https://www.aok-verlag.info/de/news/Errichtung-von-Pflegekammern-in-den-einzelnen-Bundeslaendern/28/ [19.07.2021]

BEI GRIN MACHT SICH IHR WISSEN BEZAHLT

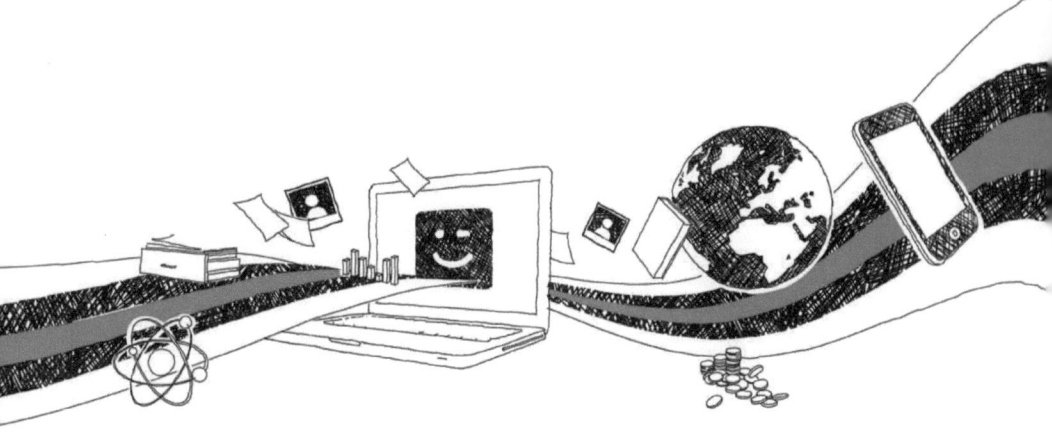

- Wir veröffentlichen Ihre Hausarbeit,
  Bachelor- und Masterarbeit

- Ihr eigenes eBook und Buch -
  weltweit in allen wichtigen Shops

- Verdienen Sie an jedem Verkauf

Jetzt bei www.GRIN.com hochladen
und kostenlos publizieren

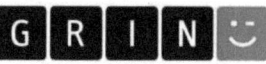